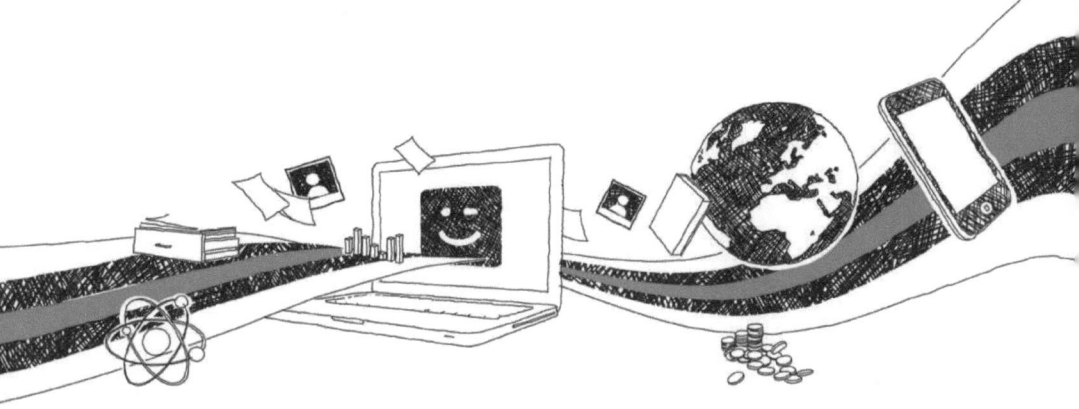
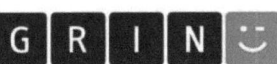

Digitale Innovationen im Gesundheitswesen in Deutschland

Nadine Heringhaus

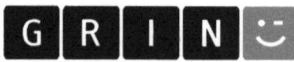

Bibliografische Information der Deutschen Nationalbibliothek:

Die Deutsche Nationalbibliothek verzeichnet diese Publikation in der Deutschen Nationalbibliografie; detaillierte bibliografische Daten sind im Internet über http://dnb.d-nb.de abrufbar.

ISBN: 9783346464736
Dieses Buch ist auch als E-Book erhältlich.

© GRIN Publishing GmbH
Nymphenburger Straße 86
80636 München

Druck und Bindung: Books on Demand GmbH, Norderstedt Germany
Gedruckt auf säurefreiem Papier aus verantwortungsvollen Quellen

Das Buch bei GRIN: https://www.grin.com/document/1043199

Inhaltsverzeichnis

Abbildungsverzeichnis

Einleitung

Aufgrund der demografischen und epidemiologischen Veränderungen befindet sich die Weltbevölkerung derzeit im digitalen Wandel. Die Digitalisierung ist ein weltweites Phänomen und betrifft alle Lebensbereiche von der Industrie über die Energieversorgung bis hin zur Politik und Bildung. Auch im Gesundheitswesen ist die digitale Revolution angekommen.

Die Nutzung digitaler Anwendungen im Gesundheitswesen ist weltweit unterschiedlich stark ausgeprägt. Obwohl Deutschland in der demografischen Entwicklung viele Parallelen zu anderen europäischen Ländern aufweist, hinkt Deutschland im EU-Ländervergleich hinterher (Böttinger, Erwin, 2020). Die Alterung der Gesellschaft, der Pflegenotstand und die Kostenexplosion im Gesundheitswesen stellen das Gesundheitssystem des Landes vor große Herausforderungen und erfordert ein kulturelles Umdenken und den Zugang zu neuen Technologien.

Digitale Technologien sollen nicht nur pflegebedürftigen Menschen die Möglichkeit geben, selbstbestimmt und sicher versorgt zu werden, sondern auch die Pflegenden im Pflegealltag unterstützen. Überdies soll die Digitalisierung einerseits zu Kostenersparnis und andererseits zu Qualitäts-, Effizienz- und Effektivitätssteigerung führen. Zu den digitalen Innovationen im Gesundheitswesen gehören unter anderem die Telemedizin, die elektronische Patientenakte, das elektronische Rezept, das Ambient Assisted Living System und die Robotik, hier im Kontext Pflege, welche im vierten Kapitel dargestellt werden.

Ziel dieser Hausarbeit ist es, die digitalen Innovationen im Gesundheitswesen aufzuzeigen, wobei folgende Forschungsfragen untersucht werden:

- Welche Gründe gibt es für die Digitalisierung im Gesundheitswesen?
- Wie ist die Digitalisierung im Gesundheitswesen rechtlich geregelt?
- Was ist der Status Quo der Digitalisierung im Gesundheitswesen?

Nach einer systematischen Literaturrecherche und -analyse werden zunächst grundlegende Begriffe dieser Hausarbeit erläutert. Anschließend wird auf die Thematik der digitalen Gesundheit eingegangen und die spezifischen Ausprägungen „eHealth" und „mHealth" voneinander abgegrenzt. Abgeleitet hieraus erfolgt ein kurzlebiger Einblick in den Begriff der Pflege 4.0.

Bezugnehmend auf die alternde Bevölkerung werden im zweiten Kapitel die Gründe für die Digitalisierung des Gesundheitswesens aufgegriffen. Der daran anschließende theoretische Essay offeriert die rechtlichen Grundlagen zur Digitalisierung in Deutschland. Neben dem allgemeinen eHealth-Gesetz ist hier vordergründig das Digitale Versorgungsgesetz (DVG) zu nennen (s. Kapitel 3).

Das fünfte Kapitel zeigt den Status Quo der Digitalisierung im OECD-Ländervergleich und verschiedener Wirtschaftsbranchen sowie den genannten digitalen Innovationen auf.

1 Begriffsdefinitionen

1.1 Digitalisierung

Die Digitalisierung wird aufgrund ihrer Komplexität vielfach unterschiedlich interpretiert. Eine einheitliche Definition gibt es nicht.

Jochen Baierlein versteht unter Digitalisierung „[...] die Umwandlung analoger Informationen in digital gespeicherte [...] Informationen." (Baierlein, Jochen, 2017, S. 1). Gleicherweise findet der Begriff „dritte Revolution" Verwendung. Der im 21. Jahrhundert epochale Umbruch wird mit den Begriffen „vierte industrielle Revolution" oder „Industrie 4.0" beschrieben (Bendel, Oliver, 2018a).

Komplementär meinen weitere Autoren mit der Digitalisierung im pflegerischen Bereich den Einsatz von intelligenten, im Alltag unterstützenden Technologien (Rösler, Ulrilke, Schmidt, Kristina, Merda, Meiko & Melzer, Marlen, 2018, S. 9).

1.2 Innovation

Für den Begriff der Innovation liegt keine allseitig anerkannte Definition vor. Schlägt man im lateinischen Wörterbuch den Begriff "innovare" nach, stößt man auf die deutsche Übersetzung "erneuern" (PONS Wörterbuch Latein-Deutsch, o.J.). Ein markantes Merkmal der Innovation ist die Einführung von Neuheiten bzw. Erneuerungen von Produkten oder Dienstleistungen (Alisch, Katrin & Sellien, Reinhold, 2005, S. 1500).

Der amerikanischer Kommunikationstheoretiker und Soziologe Everett M. Rogers befasste sich bereits 1962 mit der soziologischen Diffusionstheorie von Innovationen und definiert den Begriff als "[...] an idea, practice, or object that is perceived as new by an individual or other unit of adoption." (Rogers, Everett M., 1995, S. 11).

1.3 Digital Health

Digital Health bzw. digitale Gesundheit hat durch die Anwendung von Informations- und Kommunikationstechnologien (IKT) zum Ziel, die Gesundheitsversorgung und Bevölkerungsgesundheit zu verbessern. Spezifische Ausprägungen von Digital Health sind die Begriffe Electronic Health (eHealth) und Mobile Health (mHealth), welche im Folgenden separiert aufgeführt werden (Knöppler, Karsten, Neisecke, Tobias & Nölke, Laura, 2016, 6, 26).

1.3.1 eHealth

eHealth, kurz für Electronic Health, wird wörtlich übersetzt als elektronische Gesundheit. Die Weltgesundheitsorganisation definiert den Begriff wie folgt:

> "eHealth is the use of information and communication technologies (ICT) for health. The eHealth unit works with partners at the global, regional and country level to promote and strengthen the use of ICT in health development, from applications in the field to global governance. The unit is based in the Department of Service Delivery and Safety in the Cluster of Health Systems and Innovation." (WHO, 2020).

Das Bundesministerium für Gesundheit fasst hierunter alle Anwendungen der IKT zur Behandlung und Betreuung von Patienten zusammen. Neben der Einführung der elektronischen Gesundheitskarte (eGK), die beispielsweise Notfalldaten und auch Anwendungen der Telemedizin verfügbar macht, ist die Einführung des elektronischen Rezeptes zu nennen (BMG, 2020b). Ein grundlegender Baustein dieser Anwendungen stellt die elektronische Patientenakte dar. Sie ermöglicht den Austausch von Krankenakten zwischen Leistungserbringern und Institutionen über geografische Grenzen hinaus (Silber, Denise, 2003, S. 3).

Nach Gerhard Eysenbach steht das „e" in eHealth nicht nur für „elektronisch", sondern charakterisiert unter anderem die Effizienzsteigerung (Efficiency), die Verbesserung der Versorgungsqualität (Enhancing quality) und die Ermöglichung einer standardisierten Kommunikation zwischen Gesundheitseinrichtungen (Enabling) (Eysenbach, Gerhard, 2001).

1.3.2 mHealth

Mobile Health, kurz mHealth, wird wörtlich übersetzt als mobile Gesundheit. Zum einen bezeichnet der Begriff medizinische Verfahren, die auf mobilen Endgeräten wie Computer, Tablets oder Smartphones angeboten werden und zum anderen sind sie moderne Kommunikationsmethoden zwischen Ärzten und Patienten und umfassen z.B. Gesundheitsbereiche der Prävention, Diagnostik und Therapie. Ziel
solcher Anwendungen ist ein bewusster und verantwortungsvoller Umgang mit der eigenen Gesundheit (Matusiewicz, David, 2018).

Die Verbraucherzentrale unterscheidet zwischen „Lifestyle"-Apps wie Ernährungs- und Bewegungs-Apps, Service-orientierten Apps wie Erinnerungs-Apps für die Medikamenteneinnahme und medizinischen Apps, die der Diagnose und Therapie einer Erkrankung dienen, wobei Letzteres als Medizinprodukt zugelassen sein muss (Verbraucherzentrale, 2020).

1.4 Pflege 4.0

Abgeleitet wird die Pflege 4.0 von dem Begriff der „Industrie 4.0", welche durch Produktindividualisierung und Produktionsflexibilisierung gekennzeichnet ist (BMBF, 2018). Der Bereich der Gesundheit ist eines der wichtigsten Anwendungsfelder der Industrie 4.0. Menschliche Fachkräfte werden von Operations-, Pflege-, Therapie- und Servicerobotern unterstützt (s. Kapitel4.5). Eine neue Perspektive bietet die elektronische Patientenakte (s. Kapitel 4.2) (Bendel, Oliver, 2019).

Die Pflege 4.0 beinhaltet drei Kernkomponente: Smarte Technologien, strukturierte Prozesse und technologische Kompetenzen, welche die Pflegenden bei ihrer Arbeit im Pflegealltag entlasten sollen (Der Pflegefuchs, 2018).

2 Gründe für die Digitalisierung im Gesundheitswesen

Die Zunahme der Hochaltrigkeit und chronischer Krankheiten vervielfachen die Zahl der pflegebedürftigen Menschen. Im Jahr 2017 belief sich die Zahl der Pflegebedürftigen in Deutschland auf rund 3,4 Millionen Menschen. Nach Einführung des neuen Pflegebedürftigkeitsbegriffs 2017 stieg die Anzahl bis zum Jahr 2020 auf 4,1 Millionen Pflegebedürftige und wird voraussichtlich bis 2050 auf 6,1 Millionen Menschen ansteigen (BMG & Statistisches Bundesamt, 2020, S. 17). Derzeit leben in Deutschland 5,7 Millionen Menschen über 80 Jahre. Experten prognostizieren bis zum Jahr 2050 einen Anstieg auf 9,6 Millionen, was einen prozentualen Anteil von 12,3 % der Gesamtbevölkerung entspricht (BMG; Statistisches Bundesamt, 2020, S. 16). 2018 hatten die Menschen eine durchschnittliche Lebenserwartung von 81 Jahren (World Bank & Nationale statistische Ämter, 2018). Der Altersmedian[1] lag 2019 bei 46 Jahren, womit Deutschland den zweiten Platz in der europäischen Union belegt. Lediglich Italien weist mit einem Altersmedian von 46,7 Jahren eine ältere Bevölkerung auf als Deutschland. Im Vergleich hierzu liegt der Altersmedian in Irland und Zypern bei 37,7 Jahren (Eurostat, 2020). Deutschland setzt auf Digitalisierung gegen die alternde Bevölkerung mit dem Ziel, die Gesundheitsversorgung zu verbessern, die Kosten zu senken und die Pflegekräfte zu entlasten bzw. zu unterstützen.

Die aktuelle Situation der COVID-19 Pandemie zeigt, wie hoch der Bedarf an digitalen Technologien ist. Vor allem die weltweiten Lockdowns, die Arbeitsorganisation in Richtung Homeoffice, die Lehr-Lern-Arrangements via Online-Unterricht und die Angst, sich bei einem Arztbesuch mit dem Virus anzustecken, treiben den Bereich der Digitalisierung enorm voran.

---

[1] Der Altersmedian teilt die Bevölkerung in zwei Gruppen, wobei 50% der Bevölkerung jünger und 50% älter ist als die angegebene Jahreszahl.

3 Rechtliche Grundlagen zur Digitalisierung im Gesundheitswesen

3.1 E-Health-Gesetz

Das E-Health-Gesetz gibt den Startschuss für die digitale Vernetzung unseres Gesundheitswesens. Das am 04. Dezember 2015 vom Bundestag beschlossene „Gesetz für sichere digitale Kommunikation und Anwendungen im Gesundheitswesen (E-Health-Gesetz)" ist am 01.01.2016 in Kraft getreten und soll die digitale Infrastruktur für eine verbesserte Gesundheitsversorgung vorantreiben (BMG, 2015a). Schwerpunkte des Gesetzes sind unter anderem die Schaffung eines modernen Stammdatenmanagements oder auch die Einführung ein von der Gesundheitskarte abrufbarer einheitlicher Medikationsplan um beispielsweise Arzneimittelwechselwirkungen zu verhindern (BMG, 2020d). Aus damaliger Sicht sollten Apotheken, Arztpraxen, Krankenhäuser und Rehabilitationszentren bis Mitte 2018 flächendeckend an die Telematikinfrastruktur eingebunden sein. Hierbei wurden klare Fristen, Anreize und Sanktionen gesetzt, wobei grundsätzlich gilt: „Wer mitmacht, wird belohnt; wer sich dem Fortschritt verweigert, muss mit Sanktionen rechnen." (Riepe, Claudia, 2016, S. 4).

3.2 Digitales Versorgungsgesetz (DVG)

Das am 19. Dezember 2019 in Kraft getretene Digitale-Versorgungsgesetz (DVG) soll das Gesundheitswesen in puncto Digitalisierung und Innovation weiter voranbringen. Es schafft die Rechtsgrundlage für Versicherte für die Versorgung mit digitalen Gesundheitsanwendungen und setzt den Apotheken und Krankenhäusern konkrete Fristen für die Anbindung an die Telematikinfrastruktur. Apotheken mussten sich somit bis zum 30. September 2020 und Krankenhäuser bis zum 01. Januar 2021 an die Telematikinfrastruktur anschließen. Andere Dienstleistergruppen, unter anderem auch Pflegeeinrichtungen, haben die Möglichkeit, sich freiwillig an der Telematik anzuschließen. (BMG, 2020c).

Patienten sollen sich zukünftig digitale Gesundheitsanwendungen (DiGAs) verschreiben lassen können, z.B. Apps für Menschen mit Diabetes, psychischen Erkrankungen oder gar für Frauen zur Unterstützung in der Schwangerschaft. Gesetzlich Versicherte sollen diese Kosten zukünftig von den Krankenkassen erstattet bekommen.

Neben den §§139e, 134, 68a, 68b SGB V[2] ist der neue § 33a SBG V (Digitale Gesundheitsanwendungen) in das DVG verankert (Jorzig, Alexandra & Sarangi, Frank, 2020, S. 42). Das Gesetz stellt außerdem Regeln zu Vergütungen von Onlinesprechstunden und Telemedizin

---

[2] Fünftes Sozialgesetzbuch - Gesetzliche Krankenversicherung.

auf, wobei Klarheit darüber geschaffen wird, welche Apps zukünftig vom Arzt verordnet werden können (BMG, 2020a).

4 Digitale Innovationen im Gesundheitswesen

4.1 Telemedizin

Im Sinne der Bundesärztekammer ist Telemedizin:

> „[…] ein Sammelbegriff für […] ärztliche Versorgungskonzepte, die als Gemeinsamkeit den prinzipiellen Ansatz aufweisen, dass medizinische Leistungen der Gesundheits-versorgung […] in den Bereichen Diagnostik, Therapie und Rehabilitation sowie bei der ärztlichen Entscheidungsberatung über räumliche Entfernungen […] erbracht werden. […]." (Bundesärztekammer, 2015).

Durch die Nutzung von IKT können medizinische Daten elektronisch gespeichert und übermittelt werden. Zu den zahlreichen telemedizinischen Anwendungsbereichen zählen unter anderem die Telechirurgie, -dermatologie, -kardiologie, -onkologie, -diabetologie und -neurologie, bei der beispielsweise Schlaganfallpatienten bundesweit auf sogenannten Tele-Stroke-Units behandelt werden können. Das Telemonitoring, die -diagnostik und -therapie, sowie die telemedizinische Notfallversorgung fallen in den Bereich der telemedizinischen Dienstleistungen (Szecsenyi, Joachim, Miksch, Antje, Baudendistel, Ines & Kamradt, Martina, Vach, Werner, 2018, 11f). In ländlichen Räumen soll Telemedizin ein Bestandteil der medizinischen Versorgung werden (BMG, 2015b).

4.2 Elektronische Patientenakte (ePA) nach §291a SGB V

Die elektronische Patientenakte, kurz ePA, ist das Herzstück der Digitalisierung im Gesundheitswesen und bietet die Möglichkeit der digitalen Speicherung und Kommunikation von Patientendaten. Patienten können selbst entscheiden, welche medizinischen Daten in der Patientenakte gespeichert werden. Die ePA-App ist eine kostenfreie lokale Kopie der eigenen Gesundheitsdaten, in der selbstbestimmt entschieden werden kann, welche Leistungserbringer was und wie lange einsehen dürfen. Die Gesundheitsdaten, wie z.B. Befunde, Medikamente, Therapien oder jegliche Art von Ausweisheften werden für die Patienten unter Einhaltung der Datenschutzbestimmungen transparent gemacht. Ebenso können Patienten eigene Daten, wie Vitalparameter (z.B. Gewicht, Blutzuckermessungen) in Form eines Tagebuches ablegen (gematik, 2021). Aufgrund der bundesweiten Verfügbarkeit der medizinischen Daten, können etwaige Doppeluntersuchungen vermieden und somit die Kosten gesenkt werden. In den Praxen erfolgt der Zugriff über die elektronische Gesundheitskarte (gematik, 2019).

Angesichts des nicht eindeutigen Verständnisses der ePA, werden international häufig Synonyme bzw. Akronyme wie pEPA (persönliche elektronische Patientenakte), iEPA (interne Elektronische Patientenakte) oder eGA (elektronische Gesundheitsakte) genutzt (Bertram, Nick, Püschner, Franziska, Oliveira Gonçalves, Ana Sofia, Binder, Sebastian & Amelung, Volker Eric, 2019, S. 4).

4.3 Elektronisches Rezept (eRezept)

Das elektronische Rezept, kurz eRezept, ist eine digitale Version von Rezepten die von Ärzten ausgestellt und von den Patienten via Smartphone entweder direkt an eine Apotheke ihrer Wahl übermittelt oder vor Ort eingelöst werden können. Der Zugang kann digital oder per Ausdruck über einen QR-Code erfolgen. Arzneimittel können dann auf Wunsch der Patienten direkt per Botendienst nach Hause geliefert werden (BMG, 2020e).

Neben verschreibungspflichtigen Medikamenten werden stufenweise auch Heil- und Hilfsmittel- sowie häusliche Krankenpflegeverordnungen eingeführt (gematik, 2020, S. 7). Anwendungen, wie die Erkennung von Arzneimittelwechselwirkungen oder die Einnahmeerinnerung erhöhen die Sicherheit bei medikamentöser Behandlung (Hehner, Steffen, Biesdorf, Stefan & Möller, Manuel, 2018, 6ff).

4.4 Ambient Assisted Living (AAL)

Die Bedürfnisse der Menschen ändern sich mit den Lebensabschnitten. Besonders ältere Menschen leiden häufig an Multimorbidität und der Bedarf an Unterstützung geht meist über den reinen Gesundheitsschutz und der Krankenhausbehandlung hinaus. Ambient Assisted Living (AAL) ist dem Bereich der Smart-Home-Nutzung zuzuordnen und bedeutet alltagsunterstützende oder auch altersgerechte Assistenzsysteme. Darunter fallen Produkte oder Dienstleistungen mit intelligenter Technik, die ein „intelligentes" Zuhause schaffen und hilfebedürftigen Menschen selbstbestimmt im täglichen Leben helfen (Siepermann, Markus, 2018).

Bekannte Anwendungsgebiete sind beispielsweise der Hausnotruf, die automatisierte ein- bzw. abschaltende Beleuchtung, der Treppenlift, die Sturzmatten oder gar der integrierte Sturzsensor und die Überwachung der Vitalfunktionen wie Puls oder Sauerstoff im Blut über eine Smartwatch (mobil bleiben, 2016). Einige der genannten Anwendungen werden zunehmend in Pflegeeinrichtungen eingesetzt (Kubek, Vanessa, Velten, Sebastian, Eierdanz, Frank & Blaudszun-Lahm, Annette, 2020, 16f).

4.5 Robotik im Kontext Pflege

Der Einsatz von Transport-, Assistenz- und Servicerobotern gehört bereits in der Industrie-, Wirtschafts- und Computerbranche zum Alltag. Auch im Pflegesektor nimmt die Automatisierung ihren Lauf. Neben den reinen Industrierobotern sind die Pflegeroboter und die humanoiden Roboter zu nennen, welche der menschlichen Gestalt in Mimik und Gestik immer ähnlicher werden (Bendel, Oliver, 2018b) und charakteristisch in Assistenz-, sozial emotionaler und mobilitätsfördernde Roboter unterschieden werden können (Deutscher Bundestag, 2018, S. 55).

Der humanoide Roboter Pepper (s. *Abbildung 1*) wurde 2016 veröffentlicht und kommt bereits im Bereich Bildung, Dienstleistung, Marketing und Gesundheitswesen zum Einsatz. Pepper kann den Anforderungen entsprechend programmiert werden und ist in der Lage, über Mimik und Gestik zu kommunizieren, Gefühlslagen von Personen einzuschätzen und Menschen individuell anzusprechen (Probo Robotics, 2020).

Abbildung 1: Pepper
Die Abbildung wurde von urheberrechtlichen Gründen von der Redaktion entfernt

(Quelle: ProboRobotics, 2020)

Eine Weiterentwicklung des Care-O-Bots stellt der seit 2015 veröffentlichte Care-O-Bot 4 dar (s. *Abbildung 2*). Dieser mobile Assistenzroboter kann je nach Anforderungen individuell ausgestattet werden, beispielsweise mit einem Tablett für Servicearbeiten. Zu finden ist der Care-O-Bot in Museen, auf Flughäfen oder für Hol- und Bringedienste in Krankenhäusern, Heimen oder Büros. Der Care-O-Bot ist in der Lage, Stimmungslagen über sein integriertes Display aufzuzeigen, schwerer Lasten zu heben oder aber auch das Animieren zum Trinken (Fraunhofer IPA, 2015).

Abbildung 2: Car-O-Bot 4
Die Abbildung wurde von urheberrechtlichen Gründen von der Redaktion entfernt

(Quelle: Fraunhofer IPA, 2015)

Die Roboterrobbe Paro ist wohl der bekannteste Assistenzroboter im Bereich der Pflege (s. Abbildung 3).Paro erblickte in Japan im Jahr 2003 das Licht der Welt und kommt seitdem in ganz Europa zum Einsatz. Neben der stressreduzierenden und entspannenden Wirkung fördert Paro die zwischenmenschlichen Interaktionen. Vorwiegend wird Paro bei Menschen mit dementiellen Veränderungen eingesetzt. Paro ist in den Farben weiß, braun, rosa und grau erhältlich (PARO Robots U.S., Inc., 2014).

Abbildung 3: Roboterrobbe Paro
Die Abbildung wurde von urheberrechtlichen Gründen von der Redaktion entfernt

(Quelle: Japan Trend Shop, 2020)

5 Status Quo der Digitalisierung im Gesundheitswesen

Sei es in der Kommunikationstechnik oder gar bei der technischen Unterstützung im Haushalt, ist zu beobachten, dass sich Mensch und Technik immer mehr verbinden. Eine Studie der Bertelsmann Stiftung ergab 2018, dass sich Deutschland von 17 untersuchten Ländern mit einem Digital-Health-Index[3] von 30 Punkten auf dem 16. Rang befindet. Vergleichsweise liegen die Niederlande mit 66,1 Punkten im mittleren Bereich und Estland mit einem Indexwert von 81,9 Punkten auf dem ersten Rang des Gesamtrankings (s. Anlage 1). Gründe der geringen Digitalisierung liegen in der Bürokratie, den strengen Datenschutzbestimmungen sowie dem Mangel an finanziellen Anreizen und einheitlichen Strategien zur flächendeckenden Einführung (Thiel, Rainer, Deimel, Lucas et al., 2018, 225, 232).

Vergleicht man die Digitalisierungsanteile verschiedener Wirtschaftsbranchen, so lassen sich diese in „hoch (=/> 70 Punkte)", „durchschnittlich (69 – 40 Punkte)" und „gering (</= 39 Punkte)" digitalisierte Bereiche einteilen. Die Abbildung 4 zeigt die Fortschritte des Wirtschaftsindexes der Digitalisierung verschiedener Wirtschaftsbereiche der Jahre 2015, 2016 und mögliche Aufwärtsentwicklungen im Jahr 2021. Spitzenreiter des Jahres 2015 ist die IKT-Wirtschaft mit einem Indexwert von 66 Punkten und ein Jahr später mit einen enormen Anstieg auf 75 Punkte. Im Jahr 2021 wird die Wirtschaft der wissensintensiven Dienstleister einen Anstieg von 9 Punkten aufweisen und somit die Rangliste im Branchenvergleich anführen. Im mittleren Bereich liegen die Wirtschaft der Finanz- und Versicherungsdienstleister, knapp am gering digitalisierten Bereich vorbei der Maschinenbau. Das Gesundheitswesen weist einen sehr geringen Fortschritt der Digitalisierung auf. Stagniert der Indexwert 2015/ 2016 noch bei 36 Punkten, so wächst er 2021 um zwei Punkte und befindet sich weiter im unterdurchschnittlich digitalisierten Bereich (Graumann, Sabine & Bertschek, Irene, 2016, 28ff).

---

[3] Der Digital-Health-Index misst den Grad der Digitalisierung auf Grundlage von 34 Indikatoren der Bereiche Strategie, digitalem Reifegrad und der tatsächlichen Datennutzung. Der maximal zu erreichende Indexwert liegt bei 100 Punkten (Thiel, Rainer, Deimel, Lucas et al., 2018, 16).

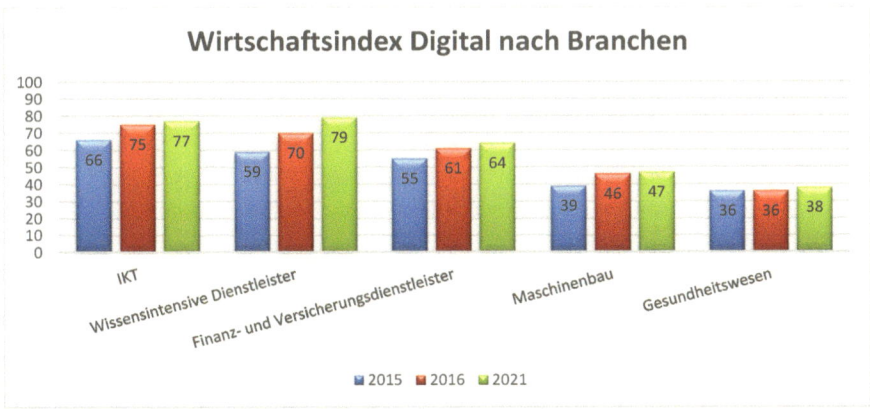

Abbildung 4: Wirtschaftsindex Digital 2015, 2016 und 2021 nach Branchen
(Quelle: Eigene Darstellung in Anlehnung an Graumann, Sabine; Bertschek, Irene, 2016, 28f)

In der Abbildung 5 wird das Ergebnis einer Stichprobe der Berufsgenossenschaft für Gesundheitsdienst und Wohlfahrtspflege aus dem Jahr 2017 zur Nutzung von Technologien im Arbeitsalltag grafisch dargelegt, wobei der Fokus auf die Robotik, die Telemedizin, die Assistenzsystem und die elektronische Dokumentation gelegt wurde. Zu erkennen ist, dass die Robotik mit 21,4%, die Telecare/ Telemedizin mit 27,0% und die Altersgerechten Assistenzsysteme mit 32,2% kaum in der Pflegepraxis angekommen sind, wobei hingegen die elektronische Dokumentation mit 73,6% weiter fortgeschritten ist als gemeinhin angenommen.

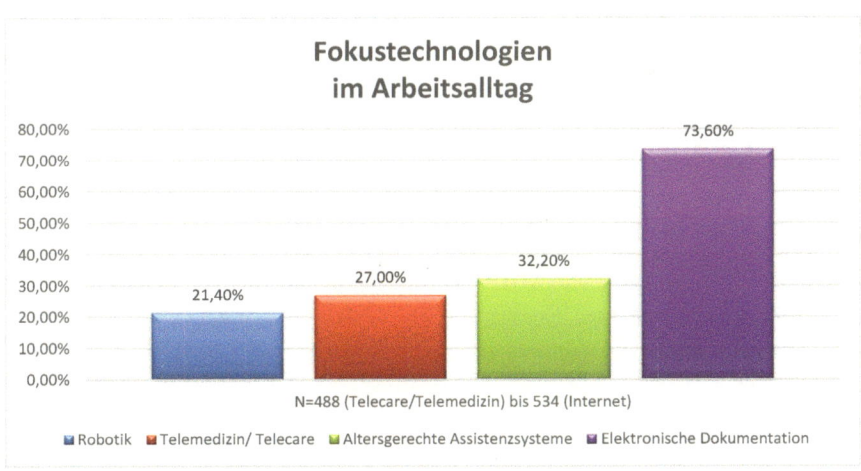

Abbildung 5: Nutzung der vier "Fokustechnologien"
(Quelle: Eigene Darstellung an Merda, Meiko, Schmidt, Kristina & Kähler, Bjørn, 2017, S. 119)

5.1 Status Quo der Telemedizin

Das Spektrum telemedizinischer Versorgungsformen umfasst mittlerweile viele medizinische Fachgebiete. Deutschland steckt noch in den Kinderschuhen und die Einführung wird seit einigen Jahren mächtig diskutiert. Das Ärzteblatt berichtet im Mai 2018 über den 121. Ärztetag in Erfurt, auf dem die Regeln für Fernbehandlungen gelockert wurden. Eine Änderung des §7 Abs.4 MBO-Ä[4] lockert das Verbot der ausschließlichen Fernbehandlung, indem bei individueller medizinischer Notwendigkeit eine telemedizinische Versorgung ohne persönlichen Arzt-Patienten-Kontakt erlaubt ist, wonach die Telemedizin einen Aufschwung erhalten könnte, die Wichtigkeit des persönlichen Kontaktes aber nicht ersetzen kann (Krüger-Brand, Heike, 2018, 965ff).

Das internationale Unternehmen Deloitte führte im Jahr 2020 eine Befragung zur Nutzung digitaler Technologien im Gesundheitswesen durch. Die Studienergebnisse zeigen, dass die Telemedizin in Deutschland gerade mal zu 30 % Nutzen findet und als Schlusslicht einen großen Rückstand zu Dänemark aufweist (Deloitte., 2020, S. 3).

Das für Jedermann frei zugängliche Deutsche Telemedizinportal bietet Interessierten einen Überblick über die vielfältigen Projekte telemedizinischer Verfahren (DG Telemed, 2021). Im Januar 2012 verzeichnete die deutsche Gesellschaft für Telemedizin (DG Telemed) 276 zertifizierte Stroke-Units. Ziel der Deutschen Schlaganfall-Gesellschaft (DSG) ist es, telemedizinische Netzwerke bzw. Stroke Units für eine flächendeckende und qualitätsverbessernde Versorgung sicherzustellen (DG Telemed, 2015).

Durch die aktuelle Situation der COVID19-Pandemie erhält die telemedizinische Versorgung, vor allem die Nutzung von Videosprechstunden und telefonischen Beratungen, einen Aufschwung. Telemedizinische Anbieter nutzen daher die Corona-krise, um auf dem Markt Fuß zu fassen und bieten ihre Anwendungen bis auf Weiteres kostenfrei zur Verfügung (Deutsches Ärzteblatt, 2020).

5.2 Status Quo der elektronischen Patientenakte (ePA)

Nachdem die Idee einer ePA erstmalig im Jahr 2003 aufgefasst wurde, ist sie nun am 01. Januar 2021 gestartet und jeder Versicherte in Deutschland hat die Möglichkeit, sich auf freiwilliger Basis eine solche Patientenakte anlegen zu lassen. Die Verbreitung der digitalen Patientenakte liegt in Deutschland bei 77%, wobei Dänemark und die Niederlande eine deutlich weitere Verbreitung aufweisen (Deloitte., 2020, S. 3). Eine im Jahr 2019 durchgeführte

---

[4] (Muster-)Berufsordnung-Ärzte.

Befragung der Continentale ergab, dass 62% von 1.464 Befragten eine solche Patientenakte nutzen würden (Continentale Versicherungsverbund, 2019, S. 9).

Die Einführung der ePA erfolgt stufenweise. Nach einer im ersten Quartal erfolgreichen Testphase und einer im zweiten Quartal aussichtsreichen Rollout-Phase soll die ePA bis zum 01. Juli 2021 flächendeckend zur Verfügung stehen (gematik, 2021) (s. Anlage 2).

5.3 Status Quo des elektronischen Rezeptes (eRezept)

Auch das eRezept ist in Deutschland noch nicht flächendeckend eingeführt. Die Nutzung liegt in Deutschland bei 13%. Demnach herrscht eine große Diskrepanz zu den Niederlanden, Portugal und Norwegen, die eine Nutzung von über 70% aufweisen (Deloitte., 2020, S. 3).

Das bisher gängige ausgedruckte Rezeptformular wird ab Mitte 2021 zum Auslaufmodell. Die folgende Abbildung zeigt die stufenweise Einführung des digitalen Rezeptes. Nach Veröffentlichung der ersten Stufe im Juni 2020 und der zweiten Stufe im Juni 2021, wird die Nutzung des digitalen Rezeptes ab Januar 2022 verpflichtend. Im Juni 2023 erfolgt die Veröffentlichung der dritten und letzten Stufe (gematik, 2020, 7ff).

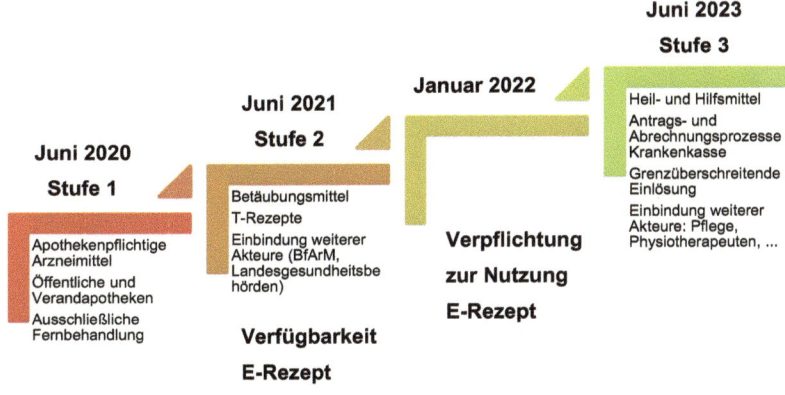

Abbildung 6: Meilensteine E-Rezept
(Quelle: Eigene Darstellung in Anlehnung an gematik, 2020, 7ff)

5.4 Status Quo der Ambient-Assisted-Living Systeme (AAL)

Eine der Initiative D21 durchgeführte Umfrage zeigt, dass die Nutzungshäufigkeit der Sprachassistenten (22%), wie Alexa oder Siri, und Gesundheits- bzw. Fitnessanwendungen (27%), wie Schrittzähler oder Blutzuckermessungen, maximal ein Drittel der Befragten nutzen. Die Nutzung von Smart-Home-Anwendungen, wie beispielsweise Licht- oder Heizungssteuerung, gelten mit 15% als Nachzügler (Initiative D21 e.V., 2020, S. 22). Zur besseren

Veranschaulichung zeigt die anschließende Abbildung die Nutzungshäufigkeit der Smart-Home-Anwendungen, der Sprachassistenten und der Nutzung von Gesundheits- und Fitness-anwendungen. Einen Überblick über Nutzungshäufigkeiten weiterer digitaler Dienste und An-wendungen befinden sich in Anlage 3 dieser Hausarbeit.

Im Allgemeinen zeigt sich, dass die Nutzungshäufigkeit digitaler Technologien abhängig vom Alter und Bildungsstand ist. Überdurchschnittlich aktiv zeigen sich die 14 bis 29-Jährigen, wo-bei hingegen die über 65-Jährigen unterdurchschnittlich aktiv sind. Bisher werden Smart-Home-Anwendungen überwiegend von Menschen ohne gesundheitliche Beeinträchtigungen genutzt. Bei älteren Menschen der Bevölkerung kommen diese Anwendungen zumeist nicht an, oder es fehlt an Einweisung zur sicheren Nutzung dieser Anwendungen.

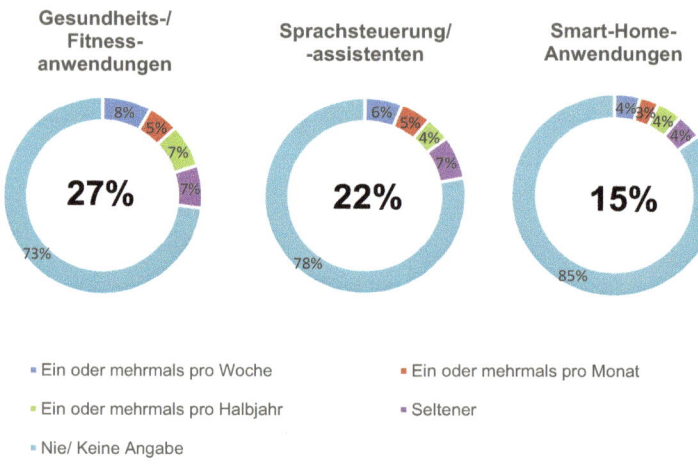

Abbildung 7: Nutzungshäufigkeit einzelner Dienste und Anwendungen
(Quelle: Eigene Darstellung in Anlehnung an Initiative D21 e.V., 2020, S. 22)

5.5 Status Quo der Robotik im Kontext Pflege

In Deutschland ist der Einsatz von Pflege-, Assistenz- oder Betreuungsrobotern noch Zu-kunftsmusik. Es werden derzeit lediglich Pilotstudien in unterschiedlichen Einrichtungen durch-geführt. So hat Pepper seit 2019 seinen zweijährigen Einsatz in einer stationären Einrichtung in Unterfranken (Schmitt-Sausen, Nora, 2019) und seit Frühjahr 2020 in einer Pflegeeinrich-tung in Hessen (Kampmann, David, 2020).

Weltweit leisten über 4.000 Paro-Robben ihren Beitrag in Krankenhäusern und Pflegeeinrich-tungen. In Deutschland findet Paro in über 40 Pflegeeinrichtungen ein „zu Hause", unter an-derem in Köln, wobei eine flächendeckende Nutzung noch in weiter Ferne steht. (Rößler, Nele, 2019).

Die Stuttgarter Zeitung berichtete im Juli 2011 über ein siebentägiges Forschungsprojekt des Care-O-Bots 3 auf einem Demenzbereich in einer Altenpflegeeinrichtung in Stuttgart (Höfle, Nicole, 2011). Die vierte Generation des Care-O-Bots hatte seine Premiere als Einkaufsassistent im Oktober 2016 in einem Saturn-Markt in Ingolstadt (IPA, 2016). Der Care-O-Bot findet in Deutschland, genau wie die bereits genannten Robotertypen, eher selten den Einsatz in der Praxis.

In der Schweiz arbeitet eine Tagesklinik seit 2017 mit Therapierobotern und in Berlin kommen in der Immanuel Klinik in bereits Transportroboter zum Einsatz (Früh, Michael & Gasser, Alina, 2018, 42f).

6 Fazit

Ziel der vorliegenden Hausarbeit war es, digitale Innovationen im Gesundheitswesen zu präsentieren sowie die Gründe, die rechtlichen Grundlagen und den Status Quo der Digitalisierung im Gesundheitswesen in Deutschland aufzuzeigen. Die Spezifizierung dieser Hausarbeit lag auf dem Gebiet der digitalen Gesundheit. Durch die Nutzung von Informations- und Kommunikationstechnologien (IKT) soll die Gesundheitsversorgung und die Bevölkerungsgesundheit verbessert werden. Die Digitalisierung im Arbeitssektor Pflege wird definiert mit dem Begriff Pflege 4.0.

Die immer älter werdende Bevölkerung führt zu einem Anstieg chronischer Krankheiten und pflegebedürftiger Menschen. Die daraus resultierenden ansteigenden Kosten für medizinische Behandlungen und der Mangel an Pflegekräften sind weitere Faktoren, die für die Digitalisierung im Gesundheitswesen sprechen.

Mit Einführung des E-Health-Gesetzes wird die verpflichtende Einbindung der Institutionen des Gesundheitssystems in die Telematikinfrastruktur geregelt. Konkretisiert wurden die Fristen bis zur flächendeckende Partizipation mit dem digitalen Versorgungsgesetz (DVG). Zudem regelt das DVG das Recht der Patienten, sich digitale Gesundheitsanwendungen verschreiben zu lassen. Aufgrund der Komplexität der Digitalisierung im Gesundheitswesen wurde sich auf die Telemedizin, die elektronischen Patientenakte, dem elektronischen Rezept, den altersgerechten Assistenzsystemen sowie der Robotik in der Pflege fokussiert.

Im OECD-Ländervergleich wird die geringe Weiterentwicklung der Digitalisierung im Gesundheitswesen in Deutschland verdeutlicht. Ebenso zeigt die Gegenüberstellung verschiedener Wirtschaftsbranchen den unterdurchschnittlichen Digitalisierungsfortschritt. Auch wenn die telemedizinische Versorgung bereits zahlreiche Fachgebiete aufweist und der Arzt-Patienten-Kontakt über Videosprechstunden aktuell einen Aufschwung erhält, bleibt die Nutzung doch eher eine Seltenheit.

Mit der seit dem 01.01.2021 eingeführten elektronischen Patientenakte sollen Patientendaten zukünftig an einem zentralen Ort digital gespeichert werden und somit die Kommunikation zwischen Patienten und Dienstleistern vereinfachen. Die stufenweise Einführung des elektronischen Rezeptes bis zum Jahr 2023 ist bereits seit 2020 verfügbar und zeigt im Vergleich zu anderen europäischen Ländern eine sehr geringe Nutzung.

Die Nutzungshäufigkeit der Smart-Home-Anwendungen ist abhängig vom Alter und Bildungsstand. Gerade bei älteren Menschen kommen die altersgerechten Assistenzsysteme meist nicht an.

Bis zum flächendeckenden Einsatz von Robotern in der Pflege werden vermutlich noch einige Jahre vergehen, obwohl Pilotstudien eine positive Resonanz aufzeichneten. Die Bedeutung des Faktors Mensch ist als essenzieller Bestandteil zu berücksichtigen und kann nicht ersetzt werden.

Insgesamt lässt sich hieraus der Schluss ziehen, dass Deutschland im Vergleich zu anderen Ländern das Schlusslicht der Digitalisierung im Gesundheitswesen bildet. Die Corona-Pandemie lässt den Bereich der Digitalisierung erneut aufleben. Doch was kann Deutschland während dieser Zeit wirklich realisieren? Können die in dieser Hausarbeit vorgestellten Innovationen in naher Zukunft flächendeckend eingesetzt werden? Weitere zentrale Herausforderungen der Digitalisierung sind ethische Fragestellungen sowie der Datenschutz bei digitalen Gesundheitsdaten, welche in dieser Hausarbeit nicht aufgegriffen wurden und ausreichend Spielraum für weitere Forschungen lassen.

Literaturverzeichnis

Alisch, Katrin & Sellien, Reinhold. (2005). *Gabler-Wirtschafts-Lexikon. Innovation* (16. Auflage). Wiesbaden: Gabler.

Baierlein, Jochen ,(2017). Grad der Digitalisierung im Gesundheitswesen im Branchenvergleich – Hinderungsgründe und Chancen. In M. A. Pfannstiel, P. Da-Cruz & H. Mehlich (Hrsg.), *Digitale Transformation von Dienstleistungen im Gesundheitswesen II. Impulse für das Management* (S. 1–11). Wiesbaden: Springer Fachmedien Wiesbaden; Imprint: Springer Gabler.

Bendel, Oliver. (2018a, 19. Februar). *Definition: Digitalisierung* (Springer Gabler Verlag, Hrsg.). Gabler Wirtschaftslexikon. https://wirtschaftslexikon.gabler.de/definition/digitalisierung-54195/version-277247 [07.10.2020].

Bendel, Oliver. (2018b, 19. Februar). *Definition: Robotik* (Springer Gabler Verlag, Hrsg.). Gabler Wirtschaftslexikon. https://wirtschaftslexikon.gabler.de/definition/robotik-54198/version-277250 [13.11.2020].

Bendel, Oliver. (2019, 7. Januar). *Definition: Industrie 4.0* (Springer Gabler Verlag, Hrsg.). Gabler Wirtschaftslexikon. https://wirtschaftslexikon.gabler.de/definition/industrie-40-54032 [31.10.2020].

Bertram, Nick, Püschner, Franziska, Oliveira Gonçalves, Ana S., Binder, Sebastian & Amelung, Volker E. ,(2019). Einführung einer elektronischen Patientenakte in Deutschland vor dem Hintergrund der internationalen Erfahrungen. In J. Klauber, M. Geraedts, J. Friedrich & J. Wasem (Hrsg.), *Krankenhaus-Report 2019. Das digitale Krankenhaus* (S. 3–16). Berlin, Heidelberg: Springer Berlin Heidelberg; Imprint: Springer. https://doi.org/10.1007/978-3-662-58225-1_1

Böttinger, Erwin (2020, 6. Februar). Japan als Vorbild für die Digitalisierung. *Tagesspiegel Background*. https://background.tagesspiegel.de/gesundheit/japan-als-vorbild-fuer-die-digitalisierung-im-gesundheitswesen [29.10.2020].

Bundesärztekammer. (2015). *Telemedizin*. https://www.bundesaerztekammer.de/aerzte/telematiktelemedizin/telemedizin/ [03.11.2020].

Bundesministerium für Bildung und Forschung. (2018). *Industrie 4.0*. https://www.bmbf.de/de/zukunftsprojekt-industrie-4-0-848.html [01.11.2020].

Bundesministerium für Gesundheit. (2015a). *E-Health-Gesetz*. https://www.bundesgesundheitsministerium.de/ministerium/meldungen/2015/e-health.html [03.11.2020].

Bundesministerium für Gesundheit. (2015b). Telemedizin. https://www.bundesgesundheitsministerium.de/service/begriffe-von-a-z/t/telemedizin.html [10.11.2020].

Bundesministerium für Gesundheit. (2020a). *Ärzte sollen Apps verschreiben können*. https://www.bundesgesundheitsministerium.de/digitale-versorgung-gesetz.html [01.01.2021].

Bundesministerium für Gesundheit. (2020b). *E-Health*. https://www.bundesgesundheitsministerium.de/service/begriffe-von-a-z/e/e-health.html [09.01.2021].

Bundesministerium für Gesundheit. (2020c). *E-Health – Digitalisierung im Gesundheitswesen. Weiterer Ausbau der Digitalisierung*. https://www.bundesgesundheitsministerium.de/e-health-initiative.html [05.11.2020].

Bundesministerium für Gesundheit. (2020d). *E-Health-Gesetz*. https://www.bundesgesundheitsministerium.de/service/begriffe-von-a-z/e/e-health-gesetz.html [23.10.2020].

Bundesministerium für Gesundheit. (2020e). *Das E-Rezept kommt!* https://www.bundesgesundheitsministerium.de/e-rezept.html [09.11.2020].

Bundesministerium für Gesundheit & Statistisches Bundesamt. (2020, 28. Juli). *Zahlen und Fakten zur Pflegeversicherung. Anzahl älterer Personen über 80 Jahre absolut und in Prozent* (Bundesministerium für Gesundheit (BMG), Hrsg.). https://

www.bundesgesundheitsministerium.de/fileadmin/Dateien/3_Downloads/Statistiken/Pfle-
geversicherung/Zahlen_und_Fakten/Zahlen_und_Fakten_der_SPV_Juli_2020_bf.pdf
[05.11.2020].

Continentale Versicherungsverbund. (September 2019). *Continentale-Studie 2019 Digitalisierung in der Medizin - Skepsis in der Bevölkerung* (Continentale Krankenversicherung
a.G., Hrsg.). Dortmund.

Deloitte. (2020). *Digitale Transformation. Wo steht das deutsche Gesundheitssystem?* (Deloitte GmbH Wirtschaftsprüfungsgesellschaft, Hrsg.). München.

Deutscher Bundestag. (2018, 15. Juni). *Technikfolgenabschätzung (TA) Robotik und as-
sistive Neurotechnologien in der Pflege - gesellschaftliche Herausforderungen. Bericht
des Ausschusses für Bildung, Forschung und Technikfolgenabschätzung (18. Ausschuss)
gemäß § 56a der Geschäftsordnung.* Köln. https://dip21.bundestag.de/dip21/btd/19/027/
1902790.pdf [21.11.2020].

Deutsches Ärzteblatt. (2020, 12. November). *Pflegeheime sollen 2021 an
Tele-ma-tik-infra-struk-tur angeschlossen werden* (Deutscher Ärzteverlag GmbH, Hrsg.).
Berlin. https://www.aerzteblatt.de/nachrichten/118203/Pflegeheime-sollen-2021-an-
Tele%C2%ADma%C2%ADtik%C2%ADinfra%C2%ADstruk%C2%ADtur-angeschlossen-
werden [12.11.2020].

DG Telemed (Deutsche Gesellschaft für Telemedizin e. V., Hrsg.). (2015). *Tele-Stroke-Units.*
https://www.dgtelemed.de/de/telemedizin/stroke-units.php [09.01.2021].

DG Telemed (Deutsche Gesellschaft für Telemedizin e. V., Hrsg.). (2021, 9. Januar). *Telemedizin Projekte. Deutsches Telemedizinportal*, DGTelemed e. V. https://www.dgtele-
med.de/de/telemedizin/telemedizin-projekte.php?lang=de [09.01.2021].

Eurostat (Europäische Kommission, Hrsg.). (2020). *Bevölkerung: Strukturindikatoren.* http://
appsso.eurostat.ec.europa.eu/nui/show.do?dataset=demo_pjanind&lang=de [01.01.2021].

Eysenbach, Gerhard. (2001). What is e-health? *Journal of medical Internet research, 3* (2).
https://doi.org/10.2196/jmir.3.2.e20

Fraunhofer IPA. (2015). *Roboter als vielseitiger Gentleman.* Stuttgart [17.11.2020]. https://
www.care-o-bot.de/content/dam/careobot/de/documents/Pressemitteilungen/2015_01_
13_Care-O-bot_4_final.pdf.

Fraunhofer-Institut für Produktionstechnik und Automatisierung. (2016). *Care-O-Bot 4 feiert
Premiere als Einkaufsassistent* [31.01.2021]. https://www.ipa.fraunhofer.de/de/presse/
presseinformationen/2016-11-06_care-o-bot--4-feiert-premiere-als-einkaufsassistent.html.

Früh, Michael & Gasser, Alina ,(2018). Erfahrungen aus dem Einsatz von Pflegerobotern für
Menschen im Alter. In O. Bendel (Hrsg.), *Pflegeroboter* (37-62). Wiesbaden: Springer
Fachmedien Wiesbaden; Springer Gabler.

Gematik. (April 2019). *ePA. Elektronische Patientenakte* (gematik Gesellschaft für Telemati-
kanwendungen der Gesundheitskarte mbH, Hrsg.). Berlin. https://www.gematik.de/filead-
min/user_upload/gematik/files/Faktenblaetter/Faktenblatt_ePA_web.pdf [08.11.2020].

Gematik. (2020). E-Rezept - die digitale Alternative zu Verordnungen auf Papier. *DMEA
sparks.* https://fachportal.gematik.de/fileadmin/user_upload/fachportal/files/Veranstaltun-
gen/DMEA2020/20200618_-_DMEA_-_E-Rezept_-_die_digitale_Alternative_zu_
Verordnungen_auf_Papier.pdf [08.11.2020].

Gematik (gematik GmbH, Hrsg.). (2021). *Die elektronische Patientenakte (ePA).* https://
www.gematik.de/anwendungen/e-patientenakte/ [02.01.2021].

Graumann, Sabine & Bertschek, Irene. (Oktober 2016). *Monitoring-Report Wirtschaft
DIGITAL 2016. Die Digitalisierung der deutschen Wirtschaft* (Bundesministerium für Wirtschaft und Energie (BMWi), Hrsg.). Berlin. https://www.bmwi.de/Redaktion/DE/
Publikationen/Digitale-Welt/monitoring-report-wirtschaft-digital-2016.pdf?__blob=publica-
tionFile&v=10 [05.01.2021].

Hehner, Steffen, Biesdorf, Stefan & Möller, Manuel. (Oktober 2018). *Digitalisierung im Gesundheitswesen: die Chance für Deutschland* (Digital McKinsey, Hrsg.). https://www.mckinsey.de/~/media/mckinsey/locations/europe%20and%20middle%20east/deutschland/news/presse/2018/2018-09-25-digitalisierung%20im%20gesundheitswesen/langfassung%20digitalisierung%20im%20gesundheitswesen__neu.ashx [06.11.2020].

Höfle, Nicole (2011, 13. Juli). Roboter im Pflegeheim. *Stuttgarter Zeitung*. https://www.stuttgarter-zeitung.de/inhalt.stuttgart-roboter-im-pflegeheim.d0c9a7dd-9438-49b7-801a-bdfd13ece1ce.html [31.01.2021].

Initiative D21 e.V. (Hrsg.). (Februar 2020). *D21-Digital-Index 2019/2020. Wie digital ist Deutschland?* (1. Auflage) (D21-Digital-Index). Berlin. https://initiatived21.de/app/uploads/2020/02/d21_index2019_2020.pdf.

Japan Trend Shop. (2020). *Paro Roboter Therapie Robbe*. https://www.japantrendshop.com/DE-paro-roboter-therapie-robbe-p-144.html [14.11.2020].

Jorzig, Alexandra & Sarangi, Frank. (2020). *Digitalisierung im Gesundheitswesen. Ein kompakter Streifzug durch Recht Technik und Ethik*. Berlin, Heidelberg: Springer Berlin Heidelberg; Imprint: Springer. https://doi.org/10.1007/978-3-662-58306-7

Kampmann, David (2020, 14. Juni). Eine Maschine kommt zu Hilfe. *Frankfurter Allgemeine Zeitung*. https://www.faz.net/aktuell/gesellschaft/menschen/wie-ein-humanoider-roboter-in-pflegeheimen-aushilft-16814700.html [19.11.2020].

Knöppler, Karsten, Neisecke, Tobias & Nölke, Laura. (Februar 2016). *Digital-Health-Anwendungen für Bürger. Kontext, Typologie und Relevanz aus Public-Health-Perspektive* (Bertelsmann Stiftung, Hrsg.). https://www.bertelsmann-stiftung.de/fileadmin/files/BSt/Publikationen/GrauePublikationen/Studie_VV_Digital-Health-Anwendungen_2016.pdf [02.11.2020].

Krüger-Brand, Heike. (2018). Fernbehandlung: Weg frei für die Telemedizin. *Deutsches Ärzteblatt, 115* (20-21), 965–968. https://www.aerzteblatt.de/pdf.asp?id=198076 [20.11.2020].

Kubek, Vanessa, Velten, Sebastian, Eierdanz, Frank & Blaudszun-Lahm, Annette (Hrsg.). (2020). *Digitalisierung in der Pflege. Zur Unterstützung einer besseren Arbeitsorganisation* (TransWork). Berlin: Springer Vieweg.

Matusiewicz, David (Gabler Wirtschaftslexikon, Hrsg.). (2018). *Definition: Mobile Health*. https://wirtschaftslexikon.gabler.de/definition/mobile-health-54125/version-277179 [02.11.2020].

Merda, Meiko, Schmidt, Kristina & Kähler, Bjørn. (08/2017). *Pflege 4.0 – Einsatz moderner Technologien aus der Sicht professionell Pflegender* (Berufsgenossenschaft für Gesundheitsdienst und Wohlfahrtspflege (BGW), Hrsg.). Hamburg: BGW. https://www.bgw-online.de/SharedDocs/Downloads/DE/Medientypen/BGW%20Broschueren/BGW09-14-002-Pflege-4-0-Einsatz-moderner-Technologien_Download.pdf?__blob=publicationFile [02.10.2020].

Mobil bleiben (Hrsg.). (2016, 6. Juli). *Mobil zu Hause. Altersgerechte Assistenzsysteme*. https://www.mobil-bleiben.de/mobil-zu-hause/altersgerechte-assistenzsysteme/ [03.11.2020].

PARO Robots U.S., Inc. (PARO Robots U.S., Inc., Hrsg.). (2014). *PARO Therapeutic Robot*. http://www.parorobots.com/ [14.11.2020].

Der Pflegefuchs. (2018). *Pflege 4.0 - Was genau bedeutet das eigentlich?* https://derpflegefuchs.de/pflege-4-0/ [01.11.2020].

PONS Wörterbuch Latein-Deutsch (PONS GmbH, Hrsg.). (o.J.). *innovare*. https://de.pons.com/%C3%BCbersetzung/latein-deutsch/innovare [13.12.2020].

Probo Robotics (Weboffice IT Service und Marketing GmbH, Hrsg.). (2020). *Pepper der humanoide Roboter*. https://www.probo-robotics.at/ [14.11.2020].

Riepe, Claudia. (2016, 11. Mai). *Das neue eHealth-Gesetz und der weitere Fahrplan* (Bundesministerium für Gesundheit (BMG), Hrsg.). https://docplayer.org/75512244-Das-neue-ehealth-gesetz-und-der-weitere-fahrplan.html [05.11.2020].

Rogers, Everett M. (1995). *Diffusion of innovations* (4. ed.). New York, NY u. a.: Free Press.

Rösler, Ulrilke, Schmidt, Kristina, Merda, Meiko & Melzer, Marlen. (2018). *Digitalisierung in der Pflege - Wie intelligente Technologien die Arbeit professionell Pflegender verändern* (1. Aufl.). Berlin: Geschäftsstelle der Initiative Neue Qualität der Arbeit. Bundesanstalt für Arbeitsschutz und Arbeitsmedizin.

Rößler, Nele (Deutschlandfunk, Hrsg.). (2019). *Zukunft der Pflege - Soziale Pflege-Roboter setzen sich nur langsam durch.* https://www.deutschlandfunk.de/zukunft-der-pflege-soziale-pflege-roboter-setzen-sich-nur.724.de.html?dram:article_id=441372 [19.11.2020].

Schmitt-Sausen, Nora. (2019, 26. April). Deutsches Ärzteblatt: Archiv "Pflege: Pepper bezaubert in Unterfranken" (26.04.2019). *Deutsches Ärzteblatt, 116* (17), A835-A839. https://www.aerzteblatt.de/pdf.asp?id=206944 [14.11.2020].

Siepermann, Markus (Gabler Wirtschaftslexikon, Hrsg.). (2018). *Definition: Ambient Assisted Living.* https://wirtschaftslexikon.gabler.de/definition/ambient-assisted-living-53583/version-276661 [11.11.2020].

Silber, Denise. (2003). *The case for eHealth. Presented at the European Commission's first high-level conference on eHealth, May 22-23 2003.* Maastricht: European Institute of Public Administration.

Szecsenyi, Joachim, Miksch, Antje, Baudendistel, Ines & Kamradt, Martina, Vach, Werner. (2018, 18. Januar). *Praktisches Handbuch zur Qualitätsentwicklung in der Telemedizin* (1. Auflage) (Universitätsklinikum Heidelberg, Hrsg.).

Thiel, Rainer, Deimel, Lucas, Schmidtmann, Daniel, Piesche, Klaus, Hüsing, Tobias, Rennoch, Jonas et al. (November 2018). *SmartHealthSystems, Digitalisierungsstrategien im internationalen Vergleich. Länderberichte: Stand der Disitalisierung auf Länderebene.* Deutschland (Bertelsmann Stiftung, Hrsg.). Gütersloh. https://www.bertelsmann-stiftung.de/fileadmin/files/Projekte/Der_digitale_Patient/VV_SHS-Gesamtstudie_dt.pdf [20.10.2020].

Verbraucherzentrale (Verbraucherzentrale, Hrsg.). (2020). *Gesundheits-Apps: medizinische Anwendungen auf Rezept.* https://www.verbraucherzentrale.de/wissen/gesundheit-pflege/aerzte-und-kliniken/gesundheitsapps-medizinische-anwendungen-auf-rezept-41241 [03.11.2020].

World Bank & Nationale statistische Ämter (World Bank, Hrsg.). (2018). *Länder mit der höchsten Lebenserwartung 2018.* http://wdi.worldbank.org/table/2.18# [21.11.2020].

World Health Organization. (2020). *eHealth.* https://www.who.int/ehealth/en/ [28.10.2020].

Anlage 1: Länderrangfolge nach dem Digital Health Index

Rangplatz		Digital-Health-Index	
1	Estland	81,9	
2	Kanada	74,7	
3	Dänemark	72,5	Gruppe 1 > 70
4	Israel	72,4	
5	Spanien	71,4	
6	NHS England	70,0	
7	Schweden	68,3	Gruppe 2
8	Portugal	67,2	≤ 70
9	Niederlande	66,1	
10	Österreich	59,8	
11	Australien	57,3	Gruppe 3
12	Italien	55,8	< 60
13	Belgien	54,7	
14	Schweiz	40,6	
15	Frankreich	31,6	Gruppe 4
16	Deutschland	30,0	< 50
17	Polen	28,5	
	Mittelwert	59,0	
	Standardabweichung	16,9	

Anlage 1: Länderrangfolge nach dem Digital-Health-Index
(Quelle: Thiel, Rainer et al., 2018, 225)

Anlage 2: Einführungsphase der elektronischen Patientenakte (ePA)

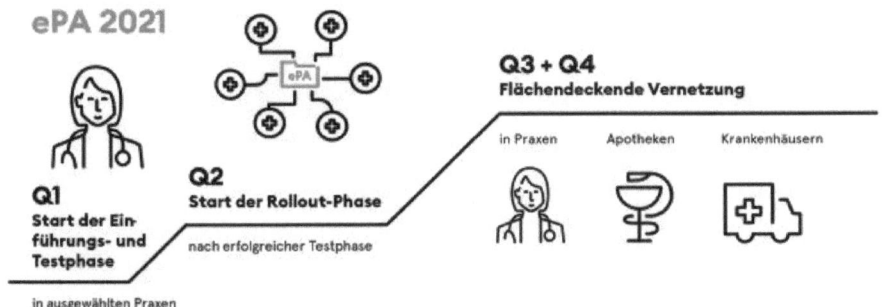

Anlage 2: Einführungsphase der elektronischen Patientenakte (ePA)
(Quelle: Gematik, 2021)

Anlage 3: Nutzung digitaler Technologien

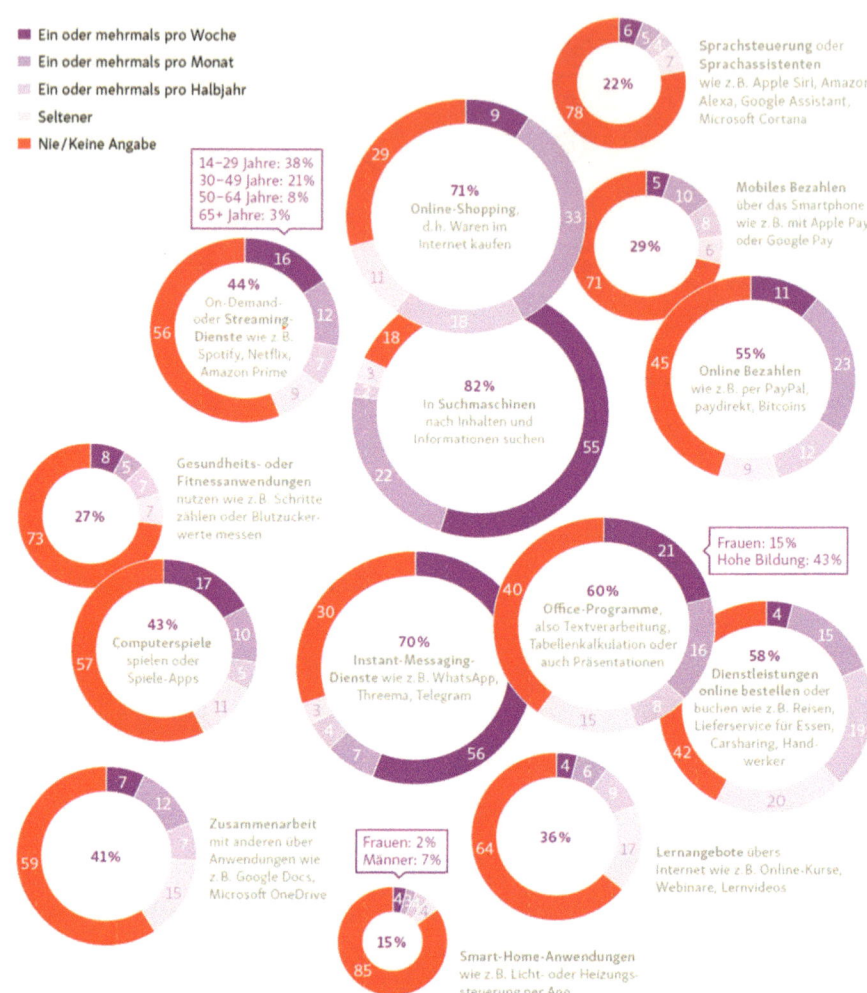

Legende:
- Ein oder mehrmals pro Woche
- Ein oder mehrmals pro Monat
- Ein oder mehrmals pro Halbjahr
- Seltener
- Nie / Keine Angabe

Sprachsteuerung oder Sprachassistenten wie z. B. Apple Siri, Amazon Alexa, Google Assistant, Microsoft Cortana — 22% (6, 5, 7, 78)

Online-Shopping, d. h. Waren im Internet kaufen — 71% (29, 9, 33, 18, 11)
- 14–29 Jahre: 38%
- 30–49 Jahre: 21%
- 50–64 Jahre: 8%
- 65+ Jahre: 3%

Mobiles Bezahlen über das Smartphone wie z. B. mit Apple Pay oder Google Pay — 29% (5, 10, 8, 6, 71)

On-Demand- oder Streaming-Dienste wie z. B. Spotify, Netflix, Amazon Prime — 44% (16, 12, 7, 9, 56)

In Suchmaschinen nach Inhalten und Informationen suchen — 82% (18, 3, 2, 22, 55)

Online Bezahlen wie z. B. per PayPal, paydirekt, Bitcoins — 55% (11, 23, 12, 9, 45)

Gesundheits- oder Fitnessanwendungen nutzen wie z. B. Schritte zählen oder Blutzuckerwerte messen — 27% (8, 5, 7, 73)

Office-Programme, also Textverarbeitung, Tabellenkalkulation oder auch Präsentationen — 60% (21, 40, 15, 8, 16)
- Frauen: 15%
- Hohe Bildung: 43%

Computerspiele spielen oder Spiele-Apps — 43% (17, 10, 5, 11, 57)

Instant-Messaging- Dienste wie z. B. WhatsApp, Threema, Telegram — 70% (30, 3, 4, 7, 56)

Dienstleistungen online bestellen oder buchen wie z. B. Reisen, Lieferservice für Essen, Carsharing, Handwerker — 58% (4, 15, 19, 20, 42)

Zusammenarbeit mit anderen über Anwendungen wie z. B. Google Docs, Microsoft OneDrive — 41% (7, 12, 7, 15, 59)

Lernangebote übers Internet wie z. B. Online-Kurse, Webinare, Lernvideos — 36% (4, 6, 4, 17, 64)

Smart-Home-Anwendungen wie z. B. Licht- oder Heizungssteuerung per App — 15% (4, 4, 2, 4, 85)
- Frauen: 2%
- Männer: 7%

Anlage 3: Nutzung digitaler Technologien
(Quelle: Initiative D21 e.V., 2020, S. 22)